BEI GRIN MACHT SICH IHR WISSEN BEZAHLT

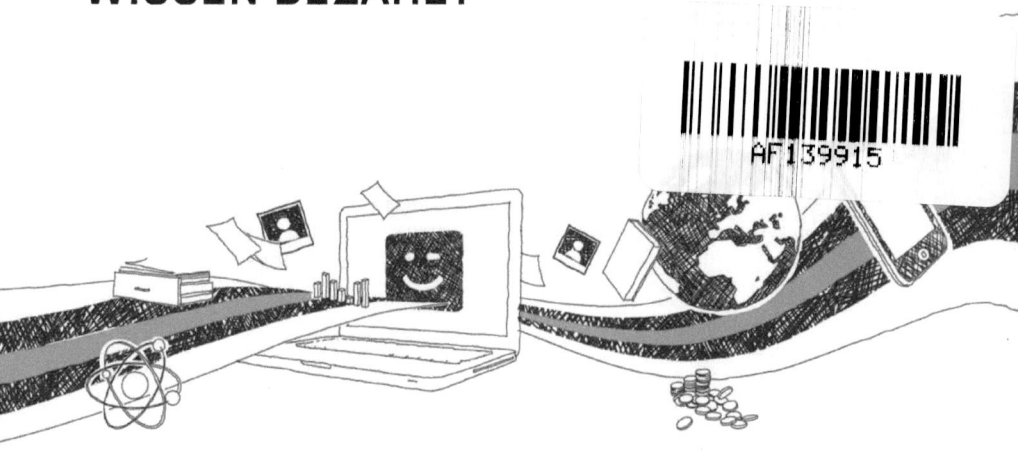

- Wir veröffentlichen Ihre Hausarbeit,
  Bachelor- und Masterarbeit

- Ihr eigenes eBook und Buch -
  weltweit in allen wichtigen Shops

- Verdienen Sie an jedem Verkauf

Jetzt bei www.GRIN.com hochladen und kostenlos publizieren

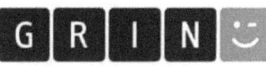

Bibliografische Information der Deutschen Nationalbibliothek:

Die Deutsche Bibliothek verzeichnet diese Publikation in der Deutschen National-bibliografie; detaillierte bibliografische Daten sind im Internet über http://dnb.d-nb.de/ abrufbar.

Dieses Werk sowie alle darin enthaltenen einzelnen Beiträge und Abbildungen sind urheberrechtlich geschützt. Jede Verwertung, die nicht ausdrücklich vom Urheberrechtsschutz zugelassen ist, bedarf der vorherigen Zustimmung des Verla-ges. Das gilt insbesondere für Vervielfältigungen, Bearbeitungen, Übersetzungen, Mikroverfilmungen, Auswertungen durch Datenbanken und für die Einspeicherung und Verarbeitung in elektronische Systeme. Alle Rechte, auch die des auszugsweisen Nachdrucks, der fotomechanischen Wiedergabe (einschließlich Mikrokopie) sowie der Auswertung durch Datenbanken oder ähnliche Einrichtungen, vorbehalten.

Impressum:

Copyright © 2015 GRIN Verlag
Druck und Bindung: Books on Demand GmbH, Norderstedt Germany
ISBN: 9783668813786

Dieses Buch bei GRIN:

https://www.grin.com/document/444440

Joel Hornberger

Diabetes mellitus Typ 2 bei Kindern und Jugendlichen in Deutschland

GRIN Verlag

GRIN - Your knowledge has value

Der GRIN Verlag publiziert seit 1998 wissenschaftliche Arbeiten von Studenten, Hochschullehrern und anderen Akademikern als eBook und gedrucktes Buch. Die Verlagswebsite www.grin.com ist die ideale Plattform zur Veröffentlichung von Hausarbeiten, Abschlussarbeiten, wissenschaftlichen Aufsätzen, Dissertationen und Fachbüchern.

Besuchen Sie uns im Internet:

http://www.grin.com/

http://www.facebook.com/grincom

http://www.twitter.com/grin_com

DUALE HOCHSCHULE BADEN-WÜRTTEMBERG STUTTGART
FAKULTÄT SOZIALWESEN

Seminararbeit

Name der/des Studierenden: Joel Hornberger

Inhaltsverzeichnis

1 Hinführung zum Thema

„Rätselhafter Anstieg von Diabetes bei Kindern" (Dobel, 2013), „RKI-Bericht: So gesund sind die Deutschen" („RKI-Bericht", 2015) und „Pro Tag 1000 neue Diabetes - Patienten in Deutschland" (Langemak, 2013) lauten Titel der Zeitschriften „Die Welt" und „Spiegel" aus dem Jahr 2013 und 2015. Die genannten Beispiele zeigen, dass die deutsche Gesellschaft sich immer wieder, über Jahre hinweg, mit dem Thema Gesundheit auseinandersetzt und dies daher auch von Zeitschriften aufgegriffen wird. Hinter den genannten Artikeln verbergen sich Auseinandersetzungen zu Themen, wie Gesundheit im Allgemeinen, die häufigsten Todesursachen bei Deutschen, Ernährungsgewohnheiten oder Bewegungsverhalten der Deutschen, die Volkskrankheiten, zu denen auch Diabetes mellitus zählt und die Diabeteshäufigkeit bei Kindern. Interessant hierbei ist, dass diese Artikel für die breite Masse der deutschen Bevölkerung geschrieben wurden. Es sind keine Artikel aus Fachzeitschriften, wie dem „Ärzteblatt", sondern aus den Zeitschriften „Die Welt" oder dem „Spiegel". Dadurch wird deutlich, dass diese Themen Bestandteil unserer heutigen Gesellschaft geworden sind und von dem Großteil der Bevölkerung aufgegriffen und diskutiert werden. Es wird zunehmend auf die Entwicklung der Volkskrankheiten eingegangen, zu denen auch Diabetes mellitus gehört (Altin, Tebest, Kautz-Freimuth, & Stock, 2012). Um die Relevanz zu verdeutlichen ist es hilfreich die Kosten für Kranken- und Pflegeversicherungen zu betrachten. Demnach verursachte Diabetes mellitus im Jahr 2009 48 Milliarden Euro direkte Kosten. (Kulzer, 2015, S. 199) Daher wird sich diese Arbeit dem Diabetes mellitus widmen und sich mit der Frage: „Welche Entwicklung erwartet Deutschland für Diabetes mellitus Typ 2 erkrankte Kinder und Jugendliche im Alter von zehn bis 17 Jahren in den kommenden Jahren?", beschäftigen. Da die Arbeit mit einem Ausblick für die kommenden Jahre endet, wird sie prognostisch aufgebaut. Außerdem werden Diabetesformen, wie Diabetes mellitus Typ 1, welcher häufiger bei Kindern vorkommt, Schwangerschaftsdiabetes oder weitere Formen des Diabetes nicht thematisiert. Im Gegensatz zum Diabetes mellitus Typ 1 worde beim Typ 2 hauptsächlich eine ungünstige Lebensweise verantwortlich für den Ausbruch der Erkrankung gemacht (Thomas Danne, Kordonouri, & Lange, 2015, S. 5). Folglich lasse sich durch funktionelle Präventionsmaßnahmen oder durch eine Veränderung der Lebensweise, die Pathogenese von Diabetes mellitus Typ 2 bei Kindern und Jugendlichen verhindern. Aus diesem Grund ist eine Auseinandersetzung mit der Gesundheitsförderung von Kindern und Jugendlichen in Deutschland notwendig. Ziel der Arbeit ist es, die Diabetes mellitus Typ 2 Häufigkeit darzustellen und anschließend anhand von aktuellen Verhaltensweisen von Kindern und Jugendlichen, die Einfluss auf eine Erkrankung nehmen können, herauszuarbeiten, inwieweit junge Menschen in Deutschland gefährdet sind und welche Entwicklung Deutschland hinsichtlich der Diabetes mellitus Typ 2 Häufigkeit erwartet. Des Weiteren werden die Gewohnheiten und das Konsumverhalten von Kindern und Jugendlichen, im Hinblick auf eine Diabetes mellitus Typ 2 Erkrankung, mit dem Sozialstatus in Verbindung gesetzt, wodurch ein Bezug zur Sozialen Arbeit geschaffen wird. Inwieweit Menschen mit einem niedrigen Sozialstatus gesundheitlich benachteiligt oder für eine Diabetes mellitus Typ 2 Erkrankung prädestiniert sind, wird im Verlauf der Arbeit analysiert. Zusätzlich ist anzumerken, dass an vereinzelten Stellen ein Vergleich zum Diabetes mellitus Typ 1 hergestellt wird. Im folgenden Kapitel wird das Krankheitsbild des Diabetes mellitus Typ 2 aufgezeigt.

2 Diabetes mellitus Typ 2

Dieses Kapitel dient dazu, ein Verständnis für die Erkrankung Diabetes mellitus Typ 2 zu bekommen. Außerdem wird die Prävention dieser Erkrankung thematisiert, welche notwendig ist, um im weiteren Verlauf der Arbeit die zukünftige Entwicklung von Diabetes mellitus Typ 2 bei Kindern und Jugendlichen in Deutschland herauszuarbeiten.

2.1 Krankheitsbild des Diabetes mellitus Typ 2

Diabetes mellitus werde als eine chronische Stoffwechselerkrankung **definiert**. Dabei komme es zu einer Dysfunktion des Kohlenhydrat-, Fett-, und Eiweißstoffwechsels durch eine Störung der Insulinsekretion und Insulinwirkung. Bei einer langjährigen Erkrankung könnte es zur Schädigung und zum Versagen verschiedener Organe, wie beispielsweise der Blutgefäße, Nieren, Augen und Nerven kommen. Diabetes mellitus könne in verschiedenen Formen auftreten: die zwei häufigsten Formen seien der Diabetes mellitus Typ 1 und Typ 2. (Thomas Danne u. a., 2015, S. 2 f) Der Diabetes mellitus Typ 1 zeichne sich durch eine Zerstörung der Beta-Zellen im Pankreas aus, daher handele es sich hier um einen insulinabhängigen Diabetes. Der Diabetes mellitus Typ 2 hingegen charakterisiere sich durch eine relative oder absolute Insulinresistenz. (Rinninger & Sandl, 2004, S. 481 f) Für die **Ätiologie** von Diabetes mellitus Typ 2, auch bei Kindern, sei besonders der Lebensstil ausschlaggebend. Dabei handele es sich um Bewegungsmangel kombiniert mit einer ungesunden Ernährung. (Thomas Danne u. a., 2015, S. 5) Die ungesunde Ernährung stelle in diesem Zusammenhang einen Energieüberschuss dar, welcher zusammen mit einem Bewegungsmangel langfristig zu Übergewicht oder Adipositas führen könne und damit ein deutlich erhöhtes Risiko für eine Diabetes mellitus Typ 2 Erkrankung darstelle. Der Beginn einer Diabetes mellitus Typ 2 Erkrankung könne symptomfrei sein, was oftmals zu einer zufälligen Diagnose führe. Treten **Symptome** auf, so handele es sich um beispielsweise Sehstörungen, Wadenkrämpfe oder eine Gewichtsabnahme. Außerdem könnten Infektionen und Wundheilungsstörungen auftreten. (Schmeisl, 2015, S. 13) Spätere Symptome wie Polyurie (erhöhte Urinausscheidung) und Polydipsie (erhöhtes Durstgefühl) träten nur selten auf (Rinninger & Sandl, 2004, S. 482). Für die **Diagnostik** von Diabetes mellitus Typ 2 werde eine Patientenanamnese erhoben. Außerdem werden die Laborwerte der Blutzuckerparameter im Blut und Urin erstellt und ausgewertet. Ergänzend dazu werde der orale Glucose-Toleranztest durchgeführt. Des Weiteren verweist SCHMEISL auf die DDG (Deutsche Diabetes Gesellschaft) Praxisleitlinien von 2014 und erwähnt dabei, dass der HbA1c-Wert (das sogenannte „Zucker-Langzeitgedächtnis") bei Kindern und Jugendlichen nicht für eine Diabetes mellitus Diagnose eingesetzt werden solle. (2015, S. 15 f) Komme es zu **Folgeerkrankungen** so werde zwischen Mikro- und Makroangiopathie unterschieden. Mikroangiopathie bezeichne die Schädigung der Kapillaren in der Netzhaut und der Niere. Sie wirke auch bei der Entstehung von Polyneuropathie, Herzerkrankungen und dem diabetischen Fuß mit. (Schmeisl, 2015, S. 151 f) Die Makroangiopathie sei gekennzeichnet durch die Arteriosklerose, welche sich in Form von einem Schlaganfall, einem Herzinfarkt oder einer Schaufensterkrankheit, wobei es sich um eine Durchblutungsstörung in den Beinen handle, zeige (Schmeisl, 2015, S. 157 f). Weitere Beispiele für Folgeerkrankungen seien Erblindung, das diabetische Fußsyndrom oder ein Verlust der Nierenfunktion (A. Reuter, 2014, S. 31). Bei einer **Behandlung** von Diabetes mellitus Typ 2 bei Kindern und Jugendlichen stehe die Veränderung der Lebensweise im Vordergrund. Demnach werde eine langfristige Gewichtsreduktion, sowie eine Ernährungsumstellung zusammen mit einem verstärkten Bewegungsverhalten angestrebt (Thomas Danne u. a., 2015, S. 452). Für den **Therapieerfolg** sei die Minimierung genau dieser Risikofaktoren von zentraler Bedeutung, um so das Auftreten der Krankheit zu verhindern oder zu verzögern (Amrhein & Bley, 2015, S. 636). Nach dem BMG (Bundesministerium für Gesundheit) werde empfohlen, die Familie stets mit einzubeziehen, damit sie eine unterstützende Rolle einnehmen könne, da besonders die Eltern ihre Kinder in deren Lebensweise und Gewohnheiten prägen (Bundesministerium für Gesundheit, 2014, S. 53). Die notwendigen Informationen für eine Umsetzung besonders im privaten Umfeld werden durch eine Schulung an Betroffene weitergegeben, welche nach der DDG unverzichtbar sei. Schulungsinhalte, wie eine Ernährungsumstellung, eine ausreichende Bewegung besonders im Alltag und Methoden zur Gewichtsabnahme, werden bei besagten Schulungen von einem qualifizierten Fachpersonal vermittelt (Siegel & Siegel, 2015, S. 32). Weitere Informationen können Betroffene und Angehörige von verschiedenen Instituten wie der DDG, der DGE (Deutsche Gesellschaft für Ernährung e.V.) etc. online oder telefonisch bekommen. Zudem werde auf eine langfristige Sicherung der erreichten Therapieerfolge geachtet (Thomas Danne u. a., 2015, S. 452 f). Gäbe es keinen oder nur einen unzureichenden Therapieerfolg, werde auch bei Kindern und Jugendlichen die Einnahme oraler Antidiabetika oder die Verabreichung von Insulin praktiziert

(Thomas Danne u. a., 2015, S. 453 f).

2.2 Prävention von Diabetes mellitus Typ 2

Um einer Diabetes mellitus Typ 2 Erkrankung in jungen Jahren vorzubeugen, empfiehlt das BMG Kinder und Jugendliche in ihrem Bewegungsverhalten zu fördern und sie zu einer gesunden Ernährung zu erziehen. Ziel sei es demnach, den Wert der Bewegung und der gesunden und ausgewogenen Ernährung möglichst früh zu vermitteln, damit Kinder und Jugendliche sich Gewohnheiten aneignen, welche eine langfristige positive Wirkung auf deren Gesundheit haben können. Das BMG begründe dies mit der zukünftigen Lebensweise, denn Gewohnheiten, welche sich Kinder und Jugendliche antrainieren, behalten sie oftmals ein Leben lang. (Bundesministerium für Gesundheit, 2014, S. 53) An dieser Stelle wird deutlich, welche enorme Bedeutung der Prävention zukommt und wie sie direkten Einfluss durch einen Ausbau der präventiven Maßnahmen, beispielsweise an Schulen, auf die zukünftige Entwicklung von Diabetes mellitus Typ 2 bei Kindern, Jugendlichen und auch Erwachsenen nehmen kann. Dies konnte durch verschiedene Interventionsstudien belegt werden. So wurde nachgewiesen, dass eine Erkrankung an Diabetes mellitus Typ 2 durch eine Minimierung der Risikofaktoren, wie Übergewicht, Bewegungsmangel und Fehlernährung durchaus verhindert oder verzögert werden könne (Altin u. a., 2012, Nr. 9/10). Wie bereits in 2.1 beschrieben, setzt eine praktische Umsetzung dieses Konzepts theoretisches Wissen voraus, welches durch spezielle Schulungen an Betroffene vermittelt werde. Jedoch sollten dabei stets die Eltern mit einbezogen werden, da sie die Kinder und Jugendlichen am stärksten unterstützen können. Am Besten wäre zudem, wenn auch weitere Bezugspersonen der Kinder, wie beispielsweise aus der Schule oder dem Sportverein zusätzlich informiert werden. (Thomas Danne u. a., 2015, S. 452)

Der Diabetes Kongress, welcher jährlich stattfindet und tausende Besucher anzieht, bietet Teilnehmern verschiedene Möglichkeiten sich umfassend über Diabetes mellitus zu informieren. Beim Diabetes Kongress 2015 wurde unter anderem die Versorgungsforschung, die Prävention und die Behandlung von Diabetes mellitus thematisiert. (Stefan, 2015) Viele Ergebnisse und Praxisempfehlungen wurden anschließend von der DDG veröffentlicht. Interessierte können sich dadurch jederzeit aktuelle Forschungsergebnisse oder Praxisempfehlungen kostenlos beschaffen, denn eine praktische Umsetzung der Empfehlungen setzt theoretisches Wissen voraus. Wie wichtig die Prävention sei, greifen vergleichsweise auch LINDSTRÖM, NEUMANN und SHEPPARD auf, denn sie beleuchten die Prävention unter anderem aus der Sicht der Gesellschaft und aus finanzieller Sicht (2010, S. 128). Dabei beziehen sie sich auf die Spätkomplikationen, die nach einer langjährigen Erkrankung an Diabetes mellitus Typ 2 häufig auftreten und dabei enorme Kosten für das Gesundheitssystem verursachen können. Weiter betonen sie, dass eine Zusammenarbeit verschiedener Personen, Institutionen und Sektoren für eine gelungene Prävention, sowie für eine Umsetzung populationsbasierter Maßnahmen, notwendig sei. Dazu würden beispielsweise die Bildungsträger, die Lebensmittelindustrie, die Medien, Nicht-Regierungs-Organisationen, Städteplaner und Politiker zählen. (Lindström u. a., 2010, S. 128)

3 Forschungsstand und Einflussfaktoren

Um die Präsenz von Diabetes mellitus Typ 2 in Deutschland aufzuzeigen und die Relevanz darzustellen ist es notwendig die Entwicklung dieser Krankheit in den letzten Jahren zu betrachten. Zudem werden im folgenden Kapitel verschiedene Faktoren aufgezeigt, die für eine Diabetes mellitus Typ 2 Erkrankung und den Verlauf der Krankheit hauptverantwortlich sind.

3.1 Die Entwicklung der Diabetes mellitus Typ 2 Prävalenz in Deutschland in den letzten Jahren

Die ältesten Daten zur Prävalenz (Krankheitshäufigkeit) von Diabetes mellitus Typ 2 in Deutschland stammen aus dem Zeitraum von 1960 bis 1989. In dieser Zeit wurde in der ehemaligen DDR ein kontinuierlicher Anstieg der Diabeteshäufigkeit von 0,6% auf 4,1% der Bevölkerung, schwerpunktmäßig der über 50 Jahre alten Menschen, beobachtet. Ein zeitlich identischer Vergleich zu den alten Bundesländern sei jedoch nicht möglich, da diesbezüglich keinerlei Daten oder Auswertungen vorliegen würden. Von 1989 bis 2000 wurde keine Zunahme der Diabetesprävalenz beobachtet, doch ab 2005 wurde durch Telefonsurveys ein Anstieg der Prävalenz deutlich sichtbar. (Heidemann, Du, Schubert, Rathmann, & Scheidt-Nave, 2013, S. 675) Bis heute sei die Zahl der an Diabetes erkrankten Erwachsenen in Deutschland drastisch angestiegen, denn die Prävalenz von Diabetes mellitus Typ 2 habe sich in den letzten 10 Jahren verdoppelt. Vergleichsweise wurde beobachtet, dass die Zahl der übergewichtigen Kinder und Jugendlichen in Deutschland auf 13% angestiegen sei. (T. Danne & Ziegler, 2015, S. 120) Hieraus ist ein Zusammenhang zwischen Übergewicht und Diabetes mellitus Typ 2 ersichtlich, denn wie in Kapitel 2.1 bereits erklärt, zählt Übergewicht zu den Ursachen für eine Diabetes mellitus Typ 2 Erkrankung. Steigt die Prävalenz von Übergewicht, so nimmt auch die Prävalenz und die Inzidenz, also die Rate der Neuerkrankungen, von Diabetes mellitus Typ 2 zu. Die Verknüpfung zwischen Diabetes mellitus Typ 2 und Übergewicht beziehungsweise Adipositas bestätigt unter anderem auch REINEHR (2015, S. 1). An dieser Stelle ist erwähnenswert, dass eine Prävention für Diabetes mellitus Typ 2 gleichzeitig eine Prävention für Übergewicht und Adipositas darstellt, wodurch eine doppelte Wechselwirkung entsteht.

Die steigende Inzidenz des Diabetes mellitus Typ 2 beobachte die DDG in Deutschland besonders bei Männern. Außerdem sei insgesamt die Zahl der an Diabetes mellitus Typ 2 erkrankten Menschen in Deutschland um 1,3 Millionen angestiegen. (Rathmann & Tamayo, 2015, S. 9)

3.2 Verschiedene Faktoren mit direktem Einfluss auf eine Diabetes mellitus Typ 2 Erkrankung

Die Pathogenese von Diabetes mellitus Typ 2 bei Kindern und Jugendlichen sei besonders auf eine Fehlernährung und einen Bewegungsmangel zurückzuführen (Oepping & Heseker, 2013, S. 245 f), daher wird sich diese Arbeit schwerpunktmäßig mit diesen zwei Faktoren beschäftigen und zudem beide mit der sozialen Stellung von Kindern und Jugendlichen verknüpfen.

Durch die verschiedenen Möglichkeiten morgens, mittags und nach der Schule eine Mahlzeit einzunehmen, die häufig nicht einer gesunden **Ernährung** nach der DGE entspricht, werden ungesunde Ernährungsgewohnheiten gefördert (Oepping & Heseker, 2013, S. 241). Das Verständnis von einer gesunden Ernährung orientiert sich in dieser Arbeit an dem DGE-Ernährungskreis. Dieser veranschauliche in kreisförmiger Darstellung, welche Lebensmittel häufiger beziehungsweise seltener konsumiert werden sollen. Demnach sollen Getreideprodukte, Gemüse, Obst und Milchprodukte täglich zugeführt werden, wohingegen jeder Mensch mit Wurst, Fleisch, Öle und Fette eher sparsam umgehen solle. (Deutsche Gesellschaft für Ernährung e. V., 2015) Bereits durch den Schulkiosk werde der Zugang zu ungesunden Snacks, wie Schokolade, Kaugummi, Eis oder Süßstückchen, erleichtert. Hier stellt sich die Frage, warum junge Schülerinnen und Schüler diese Lebensmittel kaufen und essen und das, obwohl die meisten grundlegendes Wissen über Ernährung besitzen. An dieser Stelle sei der aktuelle Trend zum "Essen-To-Go" genannt, denn viele Kinder und Jugendliche kaufen sich ihr Essen beziehungsweise ihr Vesper unterwegs und haben daher nur einen geringen Bedarf an einer "großen und richtigen Mahlzeit". Daraus resultiere unter anderem ein Verlust sozialer Interaktion innerhalb der Familie, da Kinder und Jugendliche immer seltener mit der Familie eine gemeinsame Mahlzeit einnehmen. Es solle auch nicht unerwähnt bleiben, dass Kinder zunehmend zu konservierten und verarbeiteten Lebensmitteln und weitaus seltener zu natürlichen und unverarbeiteten Lebensmitteln greifen. (Oepping & Heseker, 2013, S. 241) OEPPING und HESEKER sprechen zudem von einem Verlust normativer Verhaltensweisen und Sitten (2013, S. 242). Das heißt, dass ausreichend Zeit und Ruhe für eine Mahlzeit zunehmend weniger eingeplant werden. Außerdem nehme die soziale Interaktion und Kommunikation, sowie die Wahrnehmung und die Einschätzung von Hunger und Sättigung ab. (Oepping & Heseker, 2013, S. 242) Dies könne dazu führen aus Lust oder aus Langeweile zu essen. Dabei werde häufig über den Hunger hinaus gegessen, was langfristig zu einer Gewichtszunahme führen kann. (Oepping & Heseker, 2013, S. 241) Daher ist es wichtig die Ernährungsgewohnheiten der Kinder und Jugendlichen nicht nur im privaten Umfeld, sondern auch in der Schule zu fördern.

Der DGE Qualitätsstandard zu gesunder Ernährung im Schulalltag sehe vor, Schülerinnen und Schüler eine Gemeinschaftsverpflegung anzubieten (Deutsche Gesellschaft für Ernährung e. V., 2014, S. 11). Dadurch wird unter anderem Kindern und Jugendlichen mit einem niedrigen Sozialstatus eine gesunde und ausgewogene Mahlzeit ermöglicht. Eine Umsetzung des DGE Qualitätsstandards würde demnach, neben der Gesundheitsförderung, den Nebeneffekt der Gleichberechtigung zwischen Schülerinnen und Schüler mit einem hohen und einem niedrigen Sozialstatus mit sich bringen. Zu einer praktischen Umsetzung gehöre, dass ausreichend Trinkwasser zur Verfügung stehe, die Speisepläne nährstoffoptimiert seien, die Lebensmittel aus einer ökologischen Landwirtschaft kämen und die Hygiene eingehalten werde (Deutsche Gesellschaft für Ernährung e. V., 2014, S. 37). Hier stellt sich die Frage, inwieweit dieser Qualitätsstandard in der Praxis umgesetzt werden kann, beziehungsweise eine Motivation zur Veränderung vorhanden ist.

Während der Therapie, sowie für die Prävention von Diabetes mellitus Typ 2, nehme die **Bewegung** eine zentrale Rolle ein. Gemeinsam mit einer gesunden Ernährung bilde sie die Basis jeder Therapie, jeder Schulung und jeder präventiven Lebensweise. (Häring, Hrabé de Angelis, & Roden, 2015, S. 193) Doch gerade hier ist festzustellen, dass Kinder und Jugendliche mit zunehmendem Alter weniger Motivation haben sich zu bewegen oder Sport zu treiben. Nach dem Ratgeber zur Prävention und Gesundheit vom BMG werde durch die Bewegung im Kindesalter in der freien Natur, das spätere Bewegungsverhalten im Teenager und jungen Erwachsenenalter nachhaltig geprägt. (Bundesministerium für Gesundheit, 2014, S. 30) Demnach könnte durch eine Bewegungs- und Motivationsförderung dem aktuellen Trend zu einem Sport- und Bewegungsmangel im Alltag, welcher oftmals durch einen täglichen mehrstündigen Medienkonsum gefördert wird, entgegen gewirkt werden.

Ein möglicher Zusammenhang zwischen sportlicher Inaktivität und Medienkonsum wird unter anderem von der KiGGS-Studie hergestellt. Aufgezeigt wurde, dass Kinder und Jugendliche mit einem intensiven Medienkonsum in ihrer Freizeit häufig zu körperlicher Inaktivität neigen. Weiter wird als möglicher Grund für die körperliche Inaktivität von Kindern und verstärkt von Jugendlichen die zunehmende Medienverfügbarkeit und die damit einhergehende Mediennutzung angeführt. (Robert Koch-Institut & Bundeszentrale für gesundheitliche Aufklärung, 2008, S. 63) Die steigende Medienverfügbarkeit und Mediennutzung lasse sich durch die KIM und JIM Studie belegen (Feierabend, Plankenhorn, & Rathgeb, 2015a, S. 11 f, 2015b, S. 12 f).

Um Kindern und Jugendlichen den Wert der Bewegung aufzuzeigen versuchen einige Schulen, wie die Fridtjof-Nansen-Schule in Hannover, den präventiven Ansatz der Bewegungsförderung durch Bewegungsangebote und die Verknüpfung von Lernen und Bewegen, sowie verschiedene Sitzpositionen umzusetzen (Bundesministerium für Gesundheit, 2014, S. 38). Damit wird versucht mit den Kindern und Jugendlichen eine Verknüpfung zwischen Lernen und Bewegung herzustellen, um langanhaltendem Sitzen entgegenzuwirken. Dadurch bekommt die Prävention, besonders im Bezug auf das Bewegungsverhalten, hinsichtlich einer langfristigen Gesundheit, eine enorme Bedeutung und nimmt somit direkten Einfluss auf die zukünftige Zu- oder Abnahme von Diabetes mellitus Typ 2 Neuerkrankungen.

Ein weiterer Faktor, welcher Einfluss auf eine Diabetes mellitus Typ 2 Erkrankung nehmen kann, ist die **genetische Veranlagung**. Diabetologen zufolge wären die genetischen Faktoren beim Typ 2, im Gegensatz zum Typ 1, weniger von Bedeutung und spielen eine eher untergeordnete Rolle. Eine Analyse zur genetischen Position werde daher häufig nur bei einer Verdachtsdiagnose durchgeführt. (Schmeisl, 2015, S. 12) Diese Arbeit wird sich jedoch weniger mit den genetischen Veranlagungen beschäftigen, sondern sich auf die Verhaltensmuster von Kindern und Jugendlichen bezüglich ihrer Ernährung und Bewegung beschränken. Diese werden durch den SES (social economic status) von Kindern, Jugendlichen und deren Eltern geprägt (Klemperer & Hirschhausen, 2015, S. 226). Inwieweit die Höhe des Sozialstatus die Lebensweise beeinflusst, wird im Folgenden genauer betrachtet.

4 Zukünftige Entwicklung in Deutschland

Im folgenden Kapitel werden Verhaltensmuster von Kindern und Jugendlichen in Kombination mit deren Sozialstatus analysiert. Des Weiteren wird die Früherkennung von Diabetes mellitus Typ 2 näher betrachtet, da die Erkrankung zu Beginn oftmals symptomfrei verläuft und Maßnahmen der Früherkennung eine frühzeitige Therapie ermöglichen. Zuletzt werden bestehende Prognosen zur Diabetes mellitus Typ 2 Entwicklung in Deutschland aufgegriffen.

4.1 Einfluss der Sozialen Stellung

Genauere beziehungsweise differenziertere Aussagen zu den Ernährungsgewohnheiten und dem Bewegungsverhalten lassen sich durch die Betrachtung der sozialen Stellung von Kindern und Jugendlichen in Deutschland treffen. Ein Einfluss der sozialen Stellung auf die Gesundheit und auf die Anfälligkeit für Krankheiten wurde nachgewiesen (Pförtner, 2013, S. 149).

Hierzu lässt sich die KiGGS Studie des Robert Koch-Instituts heranziehen, da sie die **Er-**

nährungsgewohnheiten von Kindern und Jugendlichen in deren Sozialstatus unterteilt. An dieser Stelle muss betont werden, dass besonders im Kindes- und Jugendalter die Ernährung und damit auch die Entwicklung von Ernährungsgewohnheiten maßgeblich von anderen Personen oder Institutionen, wie den Eltern oder Schulen, geformt werde (Robert Koch-Institut & Bundeszentrale für gesundheitliche Aufklärung, 2008, S. 99). Bei der Betrachtung des Gemüse- und Obstverzehrs von Mädchen und Jungen im Alter von drei bis 17 Jahren sei auffallend, dass Mädchen häufiger den empfohlenen Tagesdarf von Gemüse und Obst abdecken, als Jungen im selben Alter. Des Weiteren nehme der Verzehr von Gemüse und Obst, sowohl bei Jungen als auch bei Mädchen, mit absteigendem Sozialstatus ab. 18,7% der Mädchen mit einem hohen Sozialstatus nehmen fünf oder mehr Gemüse- oder Obstportionen zu sich, wohingegen nur 9,9% der Mädchen mit einem niedrigen Sozialstatus diese empfohlene Menge konsumieren. Ähnlich verlaufe es bei den Jungen im selben Alter: 16,1% der Jungen mit einem hohen Sozialstatus konsumieren fünf Gemüse- oder Obstportionen, doch nur 6,5% der Jungen mit einem niedrigen Sozialstatus erreichen den empfohlenen Tagesbedarf. (Robert Koch-Institut, 2015, S. 3) Durch die Untergliederung in Jungen und Mädchen wird verdeutlicht, dass Mädchen den Empfehlungen zum Gemüse- und Obstverzehr signifikant häufiger gerecht werden, als Jungen, wobei anschließend hieran erwähnenswert ist, dass diese Tatsache unabhängig vom Sozialstatus ist. Des Weiteren zeigen sich, unter Berücksichtigung des Sozialstatus, nicht nur Unterschiede im Gemüse- und Obstverzehr, sondern auch im Konsum von Limonaden, Fast-Food, Fleisch oder Süßigkeiten, denn bei diesen Lebensmitteln sei auffallend, dass Kinder und Jugendliche mit einem niedrigen Sozialstatus diese häufiger konsumieren, als vergleichsweise Gleichaltrige mit einem hohen Sozialstatus (Robert Koch-Institut & Bundeszentrale für gesundheitliche Aufklärung, 2008, S. 104). Anhand dieser Ergebnisse der KiGGS-Studie lässt sich zweifelsfrei belegen, wie enorm sich der Sozialstatus auf das Ernährungsverhalten von Kindern und Jugendlichen in Deutschland auswirkt.

Anhand des Bewegungsverhaltens lässt sich ebenfalls veranschaulichen, wie stark der Sozialstatus Einfluss auf die Lebensweise von Kindern und Jugendlichen nimmt. Auch hier lässt sich die KiGGS-Studie zur Analyse heranziehen. Bei der ersten Folgebefragung, der sogenannten KiGGS Welle 1, wurden Jungen und Mädchen nach ihrem **Bewegungsverhalten** befragt. Dabei wurde unterteilt in „Treibt Sport", „Im Sportverein aktiv" und „WHO-Empfehlungen erfüllt" (Manz u. a., 2014, S. 843). Die WHO-Empfehlungen sehen vor, täglich mindestens 60 Minuten körperlich aktiv zu sein. Hierbei gehe es vorwiegend um die Alltagsbewegung, wie das Laufen oder Fahrradfahren zur Schule oder eine Fahrradtour am Wochenende. (Edwards & Tsouros, 2006, S. 3) Für die Unterteilung „Sport treiben" gebe es weitere Unterteilungen in verschiedene Altersgruppen. Auffallend sei, dass die sieben- bis zehnjährigen Mädchen am häufigsten Sport treiben. Bei den Jungen sei die nächste Altersgruppe, also von elf bis 13, diejenige, welche am häufigsten Sport treibe. Zudem sei zu beobachten, dass bei beiden Geschlechtern sportliche Aktivität nach den genannten Altersgruppen abfalle. (Manz u. a., 2014, S. 843) Vergleichsweise zur sportlichen Aktivität, in Verbindung mit einem Sportverein, sei dasselbe Phänomen zu beobachten. Die meisten Jungen und Mädchen seien im Alter von sieben bis zehn Jahren in einem Sportverein aktiv. Danach nehme die Vereinsaktivität kontinuierlich ab. Weiter habe auch beim Vereinssport der Sozialstatus einen großen Einfluss, denn je höher der Sozialstatus von Jungen und Mädchen sei, desto häufiger seien sie in Vereinen aktiv. Kinder und Jugendliche mit einem niedrigen Sozialstatus seien demnach durchschnittlich seltener in einem Sportverein. (Manz u. a., 2014, S. 843) Hier könnte die Soziale Arbeit ansetzen und Kinder und Jugendliche mit einem niedrigen Sozialstatus in ihrer Freizeitgestaltung fördern. Als letztes ist es sinnvoll die Umsetzung beziehungsweise die Erfüllung der WHO-Empfehlungen zu betrachten. Auch hier sei die jüngste Altersgruppe, also die der drei- bis sechsjährigen Jungen und Mädchen, die aktivste und erreiche die Empfehlungen durchschnittlich am häufigsten (Manz u. a., 2014, S. 843). Im Vergleich zu den anderen Kategorien, wie „Sport treiben" und „Im Sportverein aktiv", ist bei der Erfüllung der WHO-Empfehlungen besonders, dass der Sozialstatus keinen negativen Einfluss nimmt. Im Gegenteil, Jungen und Mädchen mit einem niedrigen Sozialstatus erfüllen die Empfehlungen häufiger als Kinder und Jugendliche mit einem hohen Sozialstatus. Die Erfüllung der WHO-Empfehlungen nimmt demnach mit dem Alter, sowie mit der Höhe des Sozialstatus ab.

Doch an dieser Stelle stellt sich die Frage, wer sich letztendlich häufiger bewegt. Die Antwort lässt sich durch das erneute Betrachten der herausgestellten Ergebnisse finden. Kinder und Jugendliche mit einem niedrigen Sozialstatus bewegen sich im Alltag häufiger. Das heißt, dass Jungen und Mädchen mit einem niedrigen Sozialstatus beispielsweise einen längeren Schulweg aktiv zurücklegen, häufiger mit dem Fahrrad zur Schule fahren oder häufiger die Treppen benutzen und nicht den Aufzug, als im Vergleich zu Jungen und Mädchen mit einem hohen Sozialstatus. Eine endgültige Antwort ist das jedoch nicht, denn Kinder und Jugendliche mit einem hohen Sozialstatus bewegen sich im Alltag weniger, treiben aber häufiger intensiv Sport und sind prozentual gesehen häufiger während ihrer Freizeit in einem Sportverein aktiv. Nach der KiGGS Studie seien Kinder und Jugendliche mit einem niedrigen Sozialstatus, mit Migrationshintergrund oder Kinder und Jugendliche aus den neuen Bundesländern deutlich seltener sportlich aktiv (Robert Koch-Institut & Bundeszentrale für gesundheitliche Aufklärung, 2008, S. 63).

4.2 Früherkennung von Diabetes mellitus Typ 2

Um eine Aussage über die zukünftige Entwicklung von Diabetes mellitus Typ 2 erkrankten Kindern und Jugendlichen zu treffen, ist es wichtig die medizinischen Möglichkeiten der Früherkennung zu berücksichtigen. Früherkennungsuntersuchungen für Diabetes mellitus erfüllen den Zweck, die Erkrankung möglichst früh zu diagnostizieren, um so schnell wie möglich Interventionsschritte einzuleiten, wodurch der Verlauf der Erkrankung und ganz besonders das Eintreten, beziehungsweise das Ausmaß von Spätfolgen positiv beeinflusst werden kann (Bundesministerium für Gesundheit, 2014, S. 108). Außerdem könne die Dunkelziffer von Diabetes mellitus Typ 2, also die Zahl der Menschen, die unwissentlich an Typ 2 erkrankt sind, durch einen Ausbau der Früherkennungsmaßnahmen reduziert werden. Dies würde sich ebenfalls positiv auf die Spätfolgen der Erkrankung auswirken. (Schwarz & Landgraf, 2015, S. 25) Auch LAMPERT und KUNTZ geben den Früherkennungsuntersuchungen einen hohen Stellenwert und betonen, dass sie die wichtigste Präventionsmaßnahme sei, die im Kindes- und Jugendalter durchgeführt werden könne (2003, S. 11). Aus diesem Grund ist die Teilnahme an Früherkennungsuntersuchungen im Kindes- und Jugendalter enorm wichtig. Jedoch ist auch bei den Früherkennungsuntersuchungen ein Einfluss des Sozialstatus nachgewiesen, denn je niedriger der Sozialstatus ist, desto seltener werden Früherkennungsuntersuchungen in Anspruch genommen (Lampert & Kuntz, 2003, S. 11). Bei Diabetes mellitus Typ 2 seien regelmäßige Untersuchungen empfehlenswert, da wie in 2.1 beschrieben, die Erkrankung zunächst symptomfrei verlaufe (Reinehr, 2015, S. 22). Vergleichsweise empfiehlt das DzD (Deutsches Zentrum für Diabetesforschung) dasselbe und betont dabei, dass der Blutzuckerwert das ausschlaggebende Diagnosekriterium sei. Ein anhaltender erhöhter Blutzuckerwert könne außerdem die Ursache für Spätfolgen sein. (Deutsches Zentrum für Diabetesforschung, o. J.) Daher werde ab dem zehnten Lebensjahr und einer Zugehörigkeit zu einer Risikogruppe ein Glukosetoleranztest empfohlen (Holterhus u. a., 2009, S. 15). Mehrere Verbände wie zum Beispiel die DDG oder DIABETESDE fordern daher eine Verbesserung der Früherkennung von Diabetes mellitus Typ 2. Dafür seien aber konkrete gesetzliche Rahmenbedingungen, sowie ein koordiniertes gesundheitspolitisches Vorgehen notwendig. (Kulzer, 2015, S. 200)

4.3 Bestehende Prognosen

Nach DANNE und ZIEGLER werde die Prävalenz und die Inzidenz von Diabetes mellitus Typ 1 und Typ 2 in Deutschland in den kommenden Jahren ansteigen (2015, S. 119). Momentan hat Typ 1 bei den Kindern und Jugendlichen den größeren Anteil, was in den kommenden Jahren auch so bleiben werde, doch die Prävalenz von Typ 2 werde zunehmen, auch bei Kindern und Jugendlichen. Diese Entwicklung gehe unter anderem mit der

Zunahme von Übergewicht und Adipositas einher, denn aktuell leiden mehr als doppelt so viele Kinder und Jugendliche an Übergewicht, als noch vor zehn Jahren. Weiter habe sich, wie weiter oben schon erwähnt, die Prävalenz von Diabetes mellitus bei Kindern und Jugendlichen in den letzten zehn Jahren verfünffacht. (T. Danne & Ziegler, 2015, S. 120) Dieselbe Prognose gibt auch SCHULZE, denn nach ihm werde sich die Prävalenz des Diabetes mellitus von 5,8% auf 7,2% erhöhen (2014, S. 2). Bei einer Einbeziehung der aktuellen Prävalenz von Diabetes mellitus Typ 2, welcher 90% aller Diabetes Erkrankungen ausmacht und der Berücksichtigung der Zunahme von Übergewicht (Bundesministerium für Gesundheit, 2014, S. 48), ist auch davon auszugehen, dass diese Dominanz des Typ 2 bestehen bleibt. SCHULZE zieht für seine Prognose auch Erwachsene mit einem unbekannten Diabetes heran und betont dabei, dass die Prävalenz auch bei dieser Gruppe von Diabetikern zunehme, da die Erkrankung oftmals über Jahre hinweg unerkannt bleibe (2014, S. 2). Hier zeigt sich ein Verbesserungsbedarf der Früherkennungsmaßnahmen, welche aufgrund der Inzidenzzunahme in den kommenden Jahren noch weiter ausgebaut werden sollten. Eine geschlechterspezifische Prognose geben HEIDEMANN, DU, SCHUBERT, RATHMANN und SCHEIDT-NAVE, denn sie differenzieren zwischen der Prävalenzzunahme von Männern und der von Frauen (2013, S. 675). Demnach werde die Prävalenz von Diabetes mellitus Typ 2 bei Männern um 79% ansteigen, was circa eine Millionen Männer betreffe. Die Prävalenz bei Frauen hingegen werde voraussichtlich lediglich um 47% ansteigen und betreffe damit etwas mehr als 0,5 Millionen Frauen. (Heidemann u. a., 2013, S. 675) Eine konkrete Prognose für die Zunahme von Diabetes mellitus Typ 2 bei Kindern und Jugendlichen gibt es noch nicht, doch wie zum Teil im Verlauf der Arbeit dargestellt, gibt es einige Diabetologen und Fachärzte, die sich über eine Zunahme des „Altersdiabetes" bei Kindern und Jugendlichen einig sind (Hauner, 2007, S. 10; Heidemann u. a., 2013, S. 668; Holl & Grabert, 2015, S. 134 f; Reinehr, 2015, S. 19).

5 Diskussion

Um die zu Beginn gestellte Forschungsfrage zu beantworten, ist es notwendig die in den letzten Kapiteln aufgezeigten Einflussfaktoren und Prognosen für die Entwicklung der Diabetes mellitus Typ 2 Prävalenz zusammen zu tragen und auszuwerten. Diese Arbeit hat sich auf die Ernährungsgewohnheiten und das Bewegungsverhalten von Kindern und Jugendlichen als Einflussfaktoren beschränkt, weshalb auch nur diese zur Beantwortung der Forschungsfrage herangezogen werden. Außerdem fließen die Entwicklung der Diabetes mellitus Typ 2 Prävalenz in den letzten Jahren, der Einfluss der sozialen Stellung, sowie auch Prognosen für die kommenden Jahre in die Auswertung mit ein.

Wie in 3.2 aufgezeigt wurde, haben sich die Ernährungsgewohnheiten bei Kindern und verstärkt bei Jugendlichen verschlechtert. Ersichtlich wird dies anhand vom Konsumverhalten, denn immer mehr Kinder und Jugendliche greifen zu konservierten und verarbeiteten Lebensmitteln, was durch einen Schulkiosk gefördert werden kann. Zusätzlich nimmt die soziale Interaktion und die Einschätzung von Hunger und Sättigung ab, was wie oben erklärt die Ätiologie von Übergewicht, durch vermehrtes Essen, fördert. An dieser Stelle darf nicht unerwähnt bleiben, wie stark der Sozialstatus von Kindern und Jugendlichen in das Ernährungsverhalten eingreift, denn wie unter 4.1 herausgestellt wurde, erreichen Kinder und Jugendliche mit einem niedrigen Sozialstatus die Empfehlungen zum täglichen Obst- und Gemüseverzehr seltener als vergleichsweise Gleichaltrige mit einem hohen Sozialstatus. Weiter ist auffallend, dass Mädchen grundsätzlich den Empfehlungen häufiger gerecht werden als Jungen. Außerdem greifen Kinder und Jugendliche mit einem niedrigen Sozialstatus häufiger zu Limonade, Fast-Food, Fleisch oder Süßigkeiten, was eine Gewichtszunahme begünstigt und damit auch das Risiko für eine Diabetes mellitus Typ 2 Erkrankung erhöht. Ein weiterer Gesichtspunkt stellt das Bewegungsverhalten dar, welches einen ebenso wichtigen Platz einnimmt, wie die Ernährungsgewohnheiten. Dies wird anhand von Therapie- oder Präventionsmaßnahmen ersichtlich, da hierbei die Bewegung einen ebenso zentralen Platz einnimmt. Doch obwohl die Bewegung für eine Prävention von Diabetes mellitus Typ 2 so wichtig ist, wird sie mit zunehmendem Alter, beginnend mit dem Jugendalter, vernachlässigt. Als Grund dafür kann der steigende Medienkonsum, wie in 3.2 erläutert, angeführt werden. Wie auch bei den Ernährungsgewohnheiten von Kindern und Jugendlichen lässt sich beim Bewegungsverhalten der Einfluss der sozialen Stellung aufzeigen. Kinder und Jugendliche mit einem niedrigeren Sozialstatus sind, im Gegensatz zu Gleichaltrigen mit einem hohen Sozialstatus, in ihrer Freizeit seltener sportlich aktiv oder Mitglied in einem Sportverein. Folglich ist daraus zu schließen, dass Menschen mit einem niedrigen Sozialstatus ein höheres Risiko mit sich bringen, als vergleichsweise Menschen mit einem hohen Sozialstatus. Daraus lässt sich ableiten, dass zukünftig vermehrt Kinder und Jugendliche mit einem niedrigen Sozialstatus an Diabetes mellitus Typ 2 erkranken, da sich diese durchschnittlich ungesünder ernähren und seltener und weniger intensiv sportlich aktiv sind. Gründe für das aufgezeigte Konsumverhalten könnte mangelndes theoretisches Wissen sein, ein erhöhter Medienkonsum, Lustlosigkeit, "Geschmack über Gesundheit", die Zunahme von TO-GO-Produkten, Einfluss der Werbung, Gleichgültigkeit oder Zeitmangel. Jedoch ist eine umfassende Antwort auf die Frage, warum Kinder und Jugendliche, besonders mit einem niedrigen Sozialstatus, sich ungesund ernähren und unzureichend bewegen, kein Bestandteil dieser Arbeit. Da die Auswirkungen einer genetischen Disposition auf eine Diabetes mellitus Typ 2 Erkrankung mehrheitlich als Nebenursache oder als unbedeutend angeführt werden, wird sie in diese Auswertung nicht miteinbezogen. Beim erneuten Betrachten der zeitlichen

Entwicklung der Diabetes mellitus Prävalenz in Deutschland, fällt auf, dass diese sowohl beim Typ 2 wie auch beim Typ 1 in den letzten Jahren deutlich zugenommen hat, sodass Diabetes mellitus heute, wie zu Beginn der Arbeit bereits erwähnt, als Volkskrankheit bezeichnet wird. Die Diabetes mellitus Typ 2 Prävalenz hat sich in den letzten zehn Jahren verdoppelt und die Häufigkeit von Übergewicht bei Kindern und Jugendlichen ist auf 13% angestiegen. Dieser Anstieg ist Experten zufolge, wie unter 4.1 dargestellt, noch nicht zu Ende.

Zusammenfassend lässt sich festhalten, dass Kinder und Jugendliche mit einem niedrigen Sozialstatus deutschlandweit in Zukunft häufiger an Diabetes mellitus Typ 2 erkranken werden, als Gleichaltrige mit einem hohen Sozialstatus. Dadurch, dass Kinder und Jugendliche mit einem niedrigen Sozialstatus seltener an Früherkennungsuntersuchungen teilnehmen, ist davon auszugehen, dass die Erkrankung an Diabetes mellitus Typ 2 zunächst unerkannt bleibt, wodurch sich wiederum das Risiko auf Spätfolgen erhöht. Jungen bewegen sich durchschnittlich häufiger und intensiver, aber Mädchen ernähren sich durchschnittlich gesünder, doch inwieweit sich Ernährung durch Bewegung und Sport ausgleichen lässt oder umgekehrt ist fragwürdig. Daher ist eine Differenzierung zwischen Mädchen und Jungen anhand dieser Arbeit nicht möglich und würde weitere Untersuchungen benötigen. In der Altersgruppe der 14 bis 17 -jährigen wird es die größte Zunahme von Diabetes mellitus Typ 2 im Kindes- und Jugendalter geben. Die Begründung dafür ist die Abnahme der sportlichen Aktivität kombiniert mit einer ungesunden Ernährung, welche besonders ab dem Teenageralter zunimmt. Schlussendlich wird es nur eine geringe Prävalenzzunahme von Diabetes mellitus Typ 2 bei Kindern und Jugendlichen geben, aber durch die steigende Prävalenz von Übergewicht im Jugendalter, erhöht sich das Risiko enorm für eine Erkrankung im Erwachsenenalter. In diesem Fall würde eine Erkrankung an Diabetes mellitus Typ 2 nicht in die Statistik von Kinder und Jugendliche aufgenommen werden, obwohl in diesem Alter der Grundstein für die Erkrankung gelegt wird. Dieser Gedankengang zeigt nicht nur auf, wie einseitig eine Statistik sein kann, sondern vielmehr wie wichtig es ist, bei der Bekämpfung und Reduzierung der Diabetes mellitus Typ 2 Prävalenz in Deutschland im Kindes- und Jugendalter anzusetzen. Außerdem lässt sich die Entwicklung in den letzten Jahren heranziehen, wodurch ersichtlich wird, dass es bislang einen kontinuierlichen Zuwachs an Diabetes mellitus Typ 2 Erkrankten gab und ein Ende dieses Häufigkeitszuwachses noch nicht in Aussicht ist. Es darf nicht unerwähnt bleiben, dass die Früherkennung sich in den letzten Jahren verbessert hat und zukünftig aufgrund der Forderung verschiedener Verbände einen höheren Stellenwert bekommen könnte, als zum jetzigen Zeitpunkt. Eine Verbesserung der Früherkennung, könnte sich auf die Prävalenz von Diabetes mellitus Typ 2 bei Kindern und Jugendlichen in Deutschland positiv auswirken. Es verhindert nicht die Erkrankung, wie etwa die Umsetzung von Präventionsmaßnahmen, aber es ermöglicht eine frühzeitige Behandlung, wodurch ein positiver gesundheitlicher Effekt, auch über das Kindes- und Jugendalter hinaus, erreicht werden würde. Da in diesem Kapitel die Arbeit zusammengefasst und die Forschungsfrage beantwortet wurde, wird im nächsten Kapitel auf offene Fragen und Zukunftsperspektiven eingegangen. Zudem wird ein Bezug zur Sozialen Arbeit hergestellt.

6 Fazit

Wie die Arbeit gezeigt hat, erhöht sich das Risiko für eine Diabetes mellitus Typ 2 Erkrankung im Kindes- und Jugendalter besonders durch ein ungesundes Ernährungs- und ungenügendes Bewegungsverhalten in Kombination mit einem niedrigen Sozialstatus. Was jedoch nicht in die Analyse und die abschließende Antwort auf die Forschungsfrage mit Zukunftseinblick eingeflossen ist, waren das Präventionsgesetz oder weitere gesetzliche Rahmenbedingungen. Die Prävalenz- und Inzidenzunterschiede in den Bundesländern Deutschlands, welche ein Ost-West und Nord-Süd Gefälle erzeugen, wurden ebenfalls nicht miteinbezogen. Da es bei der Analyse um Kinder und Jugendliche ging, wurde das Rauchen als Risikofaktor für eine Diabetes mellitus Typ 2 Erkrankung nicht hinzugezogen. Zudem bleibt auch offen, welche finanziellen Belastungen und Herausforderungen in den kommenden Jahren auf das Deutsche Gesundheitssystem zukommen. Wünschenswert wäre zudem eine Langzeitstudie zur Wirksamkeit von Präventionsmaßnahmen im Kindes- und Jugendalter, um aufzeigen zu können, ob und wie Diabetes mellitus Typ 2 in jungen Jahren verhindert werden kann. Außerdem wäre eine Unterstützung seitens der Schulen notwendig, um Kindern und Jugendlichen den Wert einer gesunden Ernährung und Bewegung nahe zu bringen, beginnend beim Mensaessen, über Projekte zu gesunder Ernährung, bis hin zu einem Schulgarten. Möglicherweise könnten dies Projekte sein, welche sich durch alle Klassen hindurch ziehen, um so ein die Kinder und Jugendliche über Jahre hinweg eine gesunde Ernährung nahe zu bringen. Ein Problem stellt jedoch die Vernachlässigung der sportlichen Aktivität und der Ernährungstheorie dar, da diese für eine praktische Umsetzung unersetzbar sind. Eventuell könnte theoretisches Wissen über Ernährung in den Bildungsplan stärker integriert werden. Um das Interesse von Schülerinnen und Schüler für dieses Thema zu wecken, sind Motivationsförderung, die Beseitigung von „Ernährungslügen" und Projekte hilfreich. Sportliche Aktivitäten und die Auseinandersetzung mit einer gesunden Ernährung darf im Schulalltag nicht durch den Ausbau der theoretischen Fächer verdrängt werden.

Wie bereits unter 4.1 aufgezeigt wurde, hat die soziale Stellung einen großen Einfluss auf die Gesundheit, daher könnte die Soziale Arbeit genau hier ansetzen und Menschen mit einem niedrigen Sozialstatus unterstützen, eine ausreichende Gesundheitsversorgung zu erhalten. Ein Beispiel hierfür wäre die Teilnahme an Früherkennungsuntersuchungen, denn wie unter 4.2 beschrieben, nehmen Kinder und Jugendliche mit einem niedrigen Sozialstatus seltener an besagten Untersuchungen teil, was gravierende Nachteile für ihre Gesundheit haben kann. Ein langfristiges Ziel könnte demnach sein, die Diskrepanz zwischen einem niedrigen Sozialstatus und Gesundheit zu verkleinern.

Literaturverzeichnis

Altin, S., Tebest, R., Kautz-Freimuth, S., & Stock, S. (2012). Volkskrankheiten: Mehr Prä-

vention erforderlich, (9./10.2012). Abgerufen 19. Dezember 2015, von

http://www.vdek.com/magazin/ausgaben/2012-09-10/titel-volkskrankheiten-mehr-

praevention-erforderlich.html

Amrhein, P., & Bley, C.-H. (Hrsg.). (2015). *Krankheitslehre: [mit Untersuchungen, Leit-*

symptomen, Laborwerten und Medikamenten]. Stuttgart: Thieme.

Bundesministerium für Gesundheit (Hrsg.). (2014). Ratgeber zur Prävention und

Gesundheitsförderung. Abgerufen 19. Dezember 2015, von

https://www.bundesgesundheitsministerium.de/fileadmin/dateien/Publikationen/Pra

evention/Broschueren/Broschuere_Ratgeber_zur_gesundheitlichen_Praevention.p

df

Danne, T., Kordonouri, O., & Lange, K. (2015). *Diabetes bei Kindern und Jugendlichen:*

Grundlagen - Klinik - Therapie (7., vollst. überarb. Aufl). Berlin: Springer.

Danne, T., & Ziegler, R. (2015). Diabetes bei Kindern und Jugendlichen. In diabetesDE –

Deutsche Diabetes-Hilfe (Hrsg.), *Deutscher Gesundheitsbericht Diabetes 2015 Die*

Bestandsaufnahme (S. 118–127). Mainz: Kirchheim + Co GmbH. Abgerufen 19.

Dezember 2015, von

http://www.diabetesde.org/fileadmin/users/Patientenseite/PDFs_und_TEXTE/Info

material/Gesundheitsbericht_2015.pdf

Deutsche Gesellschaft für Ernährung e. V. (Hrsg.). (2014). DGE-Qualitätsstandard für die

Schulverpflegung. Abgerufen 19. Dezember 2015, von

http://www.schuleplusessen.de/fileadmin/user_upload/Bilder/DGE_QS_Schule_Es

sen_web.pdf

Deutsche Gesellschaft für Ernährung e. V. (2015). DGE-Ernährungskreis. Abgerufen 27.

November 2015, von https://www.dge.de/ernaehrungspraxis/vollwertige-

ernaehrung/ernaehrungskreis/

Deutsches Zentrum für Diabetesforschung. (o. J.). Diagnose. Abgerufen 14. Dezember

2015, von http://www.dzd-ev.de/diabetes-die-krankheit/diagnose/index.html

Dobel, S. (2013, November 8). Rätselhafter Anstieg von Diabetes bei Kindern. *Welt Online.* Abgerufen 19. Dezember 2015, von

http://www.welt.de/gesundheit/article121674397/Raetselhafter-Anstieg-von-

Diabetes-bei-Kindern.html

Edwards, P., & Tsouros, A. D. (2006) (E-Book). *Promoting physical activity and active living in urban environments: the role of local governments.* Copenhagen: WHO Regional Office for Europe.

Feierabend, S., Plankenhorn, T., & Rathgeb, T. (2015a). JIM 2015 Jugend, Information

(Multi-) Media Basisstudie zum Medienumgang 12- bis 19- Jähriger in Deutschland. (Medienpädagogischer Forschungsverbund Südwest, Hrsg.). Abgerufen 19.

Dezember 2015, von http://www.mpfs.de/fileadmin/JIM-pdf15/JIM_2015.pdf

Feierabend, S., Plankenhorn, T., & Rathgeb, T. (2015b). KIM-Studie 2014 Kinder + Medien & Computer + Internet Basisuntersuchung zum Medienumgang 6- bis 13- Jähriger in Deutschland. (Medienpädagogischer Forschungsverbund Südwest, Hrsg.).

Abgerufen 19. Dezember 2015, von http://www.mpfs.de/fileadmin/KIM-

pdf14/KIM14.pdf

Häring, H.-U., Hrabé de Angelis, M., & Roden, M. (2015). Das Deutsche Zentrum für

Diabetesforschung - Aktuelles aus der Wissenschaft. In diabetesDE – Deutsche

Diabetes-Hilfe (Hrsg.), *Deutscher Gesundheitsbericht Diabetes 2015 Die Bestandsaufnahme* (S. 191–197). Mainz: Kirchheim + Co GmbH. Abgerufen 19. Dezember 2015, von

http://www.diabetesde.org/fileadmin/users/Patientenseite/PDFs_und_TEXTE/Info

material/Gesundheitsbericht_2015.pdf

Hauner, H. (2007). Diabetesepidemie und Dunkelziffer. In Deutsche Diabetes-Union

(DDU) (Hrsg.), *Deutscher Gesundheitsbericht Diabetes 2015 Die Bestandsaufnahme* (S. 7–11). Kirchheim + Co GmbH. Abgerufen 19. Dezember 2015, von

http://www.diabetesde.org/fileadmin/users/Patientenseite/PDFs_und_TEXTE/Info

material/Gesundheitsbericht_2015.pdf

Heidemann, C., Du, Y., Schubert, I., Rathmann, W., & Scheidt-Nave, C. (2013). Prävalenz

und zeitliche Entwicklung des bekannten Diabetes mellitus: Ergebnisse der Studie

zur Gesundheit Erwachsener in Deutschland (DEGS1). *Bundesgesundheitsblatt -*

Gesundheitsforschung - Gesundheitsschutz, 56(5-6), 668–677. Abgerufen 19. De-

zember 2015, von http://doi.org/10.1007/s00103-012-1662-5

Holl, R. W., & Grabert, M. (2015). Versorgung von Kindern und Jugendlichen mit Diabetes

– Entwicklungen der letzten 19 Jahre. In diabetesDE – Deutsche Diabetes-Hilfe

(Hrsg.), *Deutscher Gesundheitsbericht Diabetes 2015 Die Bestandsaufnahme* (S.

128–138). Mainz: Kirchheim + Co GmbH. Abgerufen 19. Dezember 2015, von

http://www.diabetesde.org/fileadmin/users/Patientenseite/PDFs_und_TEXTE/Info

material/Gesundheitsbericht_2015.pdf

Holterhus, P., Beyer, P., Bürger-Büsing, J., Danne, T., Etspüler, J., Heidtmann, B., ...

Ziegler, R. (2009). Diagnostik, Therapie und Verlaufskontrolle des Diabetes melli-

tus im Kindes- und Jugendalter. (M. Kellerer & T. Haak, Hrsg.). Kirchheim + Co

GmbH. Abgerufen 19. Dezember 2015, von http://www.deutsche-diabetes-

gesell-

schaft.de/fileadmin/Redakteur/Leitlinien/Evidenzbasierte_Leitlinien/EBL_Kindesalt

er_2010.pdf

Klemperer, D., & Hirschhausen, E. von. (2015). *Sozialmedizin, Public Health, Gesund-*

heitswissenschaften: Lehrbuch für Gesundheits- und Sozialberufe (3., überarb.

Aufl). Bern: Hogrefe.

Kulzer, B. (2015). Nationaler Diabetesplan. In diabetesDE – Deutsche Diabetes-Hilfe

(Hrsg.), *Deutscher Gesundheitsbericht Diabetes 2015 Die Bestandsaufnahme* (S.

198–208). Mainz: Kirchheim + Co GmbH. Abgerufen 19. Dezember 2015, von

http://www.diabetesde.org/fileadmin/users/Patientenseite/PDFs_und_TEXTE/Info

material/Gesundheitsbericht_2015.pdf

Lampert, T., & Kuntz, B. (2003). Gesund aufwachsen-Welche Bedeutung kommt dem so-

zialen Status zu? Abgerufen 19. Dezember 2015, von

http://edoc.rki.de/docviews/abstract.php?id=3795

Langemak, S. (2013, März 5). Pro Tag 1000 neue Diabetes-Patienten in Deutschland.

Welt Online. Abgerufen 19. Dezember 2015, von

http://www.welt.de/gesundheit/article114156766/Pro-Tag-1000-neue-Diabetes-

Patienten-in-Deutschland.html

Lindström, D. J., Neumann, A., & Sheppard, K. (2010). Praxis-Leitlinie „Toolkit" Präventi-

on in Europa Diabetes Typ 2. In Deutsche Diabetes-Stiftung (DDS) (Hrsg.), *Diabe-

tes in Deutschland: Fakten - Zahlen, 20 Jahre nach St. Vincent; Prävention, Prä-

vention vor Kuration* (1. Aufl, S. 125–168). München: Lipp.

Manz, K., Schlack, R., Poethko-Müller, C., Mensink, G., Finger, J., & Lampert, T. (2014).

Körperlich-sportliche Aktivität und Nutzung elektronischer Medien im Kindes-

und Jugendalter Ergebnisse der KiGGS-Studie – Erste Folgebefragung (KiGGS

Welle 1). (Robert Koch-Institut, Hrsg.). Springer-Verlag Berlin Heidelberg. Abgeru-

fen 19. Dezember 2015, von

http://edoc.rki.de/oa/articles/reLdNZIuhBgmc/PDF/22pI9MzdGXp6.pdf

Oepping, A., & Heseker, H. (2013) (E-Book). Die Ressourcen von Ernährung und Bewe-

gung im Rahmen von Prävention und Gesundheitsförderung in Schulen. In M. A.

Marchwacka (Hrsg.), *Gesundheitsförderung im Setting Schule.* Wiesbaden: Sprin-

ger VS.

Pförtner, T.-K. (2013) (E-Book). *Armut und Gesundheit in Europa.* Wiesbaden: Springer

Fachmedien Wiesbaden.

Rathmann, W., & Tamayo, T. (2015). Epidemiologie des Diabetes in Deutschland. In

diabetesDE – Deutsche Diabetes-Hilfe (Hrsg.), *Deutscher Gesundheitsbericht Di-

abetes 2015 Die Bestandsaufnahme* (S. 8–16). Mainz: Kirchheim + Co GmbH.

Abgerufen 19. Dezember 2015, von

http://www.diabetesde.org/fileadmin/users/Patientenseite/PDFs_und_TEXTE/Info

material/Gesundheitsbericht_2015.pdf

Reinehr, P. D. med T. (2015). Typ-2-Diabetes trifft auch immer mehr Jugendliche. *pädiat-*

rie: Kinder- und Jugendmedizin hautnah, *27*(4), 19–24. Abgerufen 19. Dezember

2015, von http://doi.org/10.1007/s15014-015-0409-9

Reuter, A. (2014) (E-Book). *Ärztliche Verordnungspraktiken Perspektiven am Beispiel der*

Diabetikerbehandlung. Wiesbaden: Imprint: Springer VS.

Rinninger, F., & Sandl, E. (2004). Diabetes mellitus. In P. Reuter & K. Brand (Hrsg.),

Springer Lexikon Medizin: mit Tabellen ; [80000 Stichwörter, 2400 Seiten mit 2800

vierfarbigen Abbildungen und Tabellen, ausführliche Essays zu Schwerpunktthe-

men, 50000 englische Übersetzungen ; Medizin zum Begreifen nah] (S. 481–493).

Berlin: Springer.

RKI-Bericht: So gesund sind die Deutschen. (2015, Dezember 3). *Spiegel Online*. Abgeru-

fen 19. Dezember 2015, von

http://www.spiegel.de/gesundheit/diagnose/gesundheit-in-deutschland-bericht-

robert-koch-institut-a-1065845.html

Robert Koch-Institut (Hrsg.). (2015). Faktenblatt zu KiGGS Welle 1: Studie zur Gesundheit

von Kindern und Jugendlichen in Deutschland – Erste Folgebefragung 2009 -

2012: Obst- und Gemüsekonsum. Abgerufen 19. Dezember 2015, von

http://www.rki.de/DE/Content/Gesundheitsmonitoring/Gesundheitsberichterstattun

g/GBEDownloadsF/KiGGS_W1/kiggs1_fakten_obst_gemuese.pdf?__blob=publica

tionFile

Robert Koch-Institut, & Bundeszentrale für gesundheitliche Aufklärung (Hrsg.). (2008).

Erkennen – Bewerten – Handeln: Zur Gesundheit von Kindern und Jugendlichen

in Deutschland. Abgerufen 19. Dezember 2015, von

http://www.bmg.bund.de/fileadmin/redaktion/pdf_broschueren/KIGGS-Studie.pdf

Schmeisl, G.-W. (2015). *Schulungsbuch für Diabetiker* (8., vollst. überarb. und erw. Aufl).

München: Elsevier, Urban & Fischer.

Schulze, M. B. (2014). Epidemiologie des Diabetes mellitus: Häufigkeit, Lebenserwartung,

Todesursachen. In H. Schatz (Hrsg.), *Diabetologie kompakt: Grundlagen und Pra-*

xis; mit 82 Tabellen (5., vollst. überarb. und aktualisierte Aufl, S. 2–4). Berlin:

Springer Medizin.

Schwarz, P. E. H., & Landgraf, R. (2015). Prävention des Typ-2-Diabetes – kann Deutsch-

land von Europa lernen? In diabetesDE – Deutsche Diabetes-Hilfe (Hrsg.), *Deut-*

scher Gesundheitsbericht Diabetes 2015 Die Bestandsaufnahme (S. 17–28).

Mainz: Kirchheim + Co GmbH. Abgerufen 19. Dezember 2015, von

http://www.diabetesde.org/fileadmin/users/Patientenseite/PDFs_und_TEXTE/Info

material/Gesundheitsbericht_2015.pdf

Siegel, E., & Siegel, E. G. (2015). Versorgungsstrukturen, Berufsbilder und professionelle

Diabetesorganisationen in Deutschland. In diabetesDE – Deutsche Diabetes-Hilfe

(Hrsg.), *Deutscher Gesundheitsbericht Diabetes 2015 Die Bestandsaufnahme* (S.

29–41). Mainz: Kirchheim + Co GmbH. Abgerufen 19. Dezember 2015, von

http://www.diabetesde.org/fileadmin/users/Patientenseite/PDFs_und_TEXTE/Info

material/Gesundheitsbericht_2015.pdf

Stefan, P. D. med. N. (2015). Diabetes Kongress 2015. Abgerufen 3. Dezember 2015,

von http://www.diabeteskongress.de/archiv/diabetes-kongress-2015.html

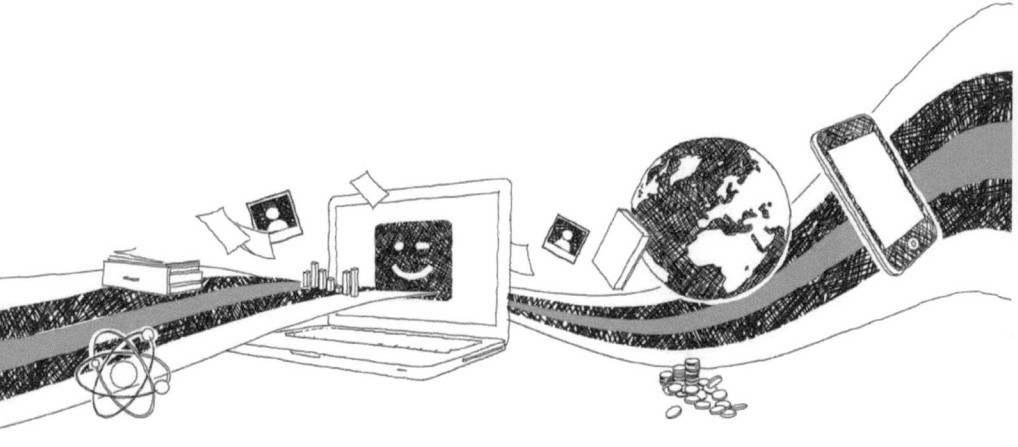
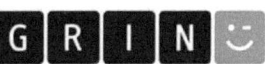